BEI GRIN MACHT SICH IHR WISSEN BEZAHLT

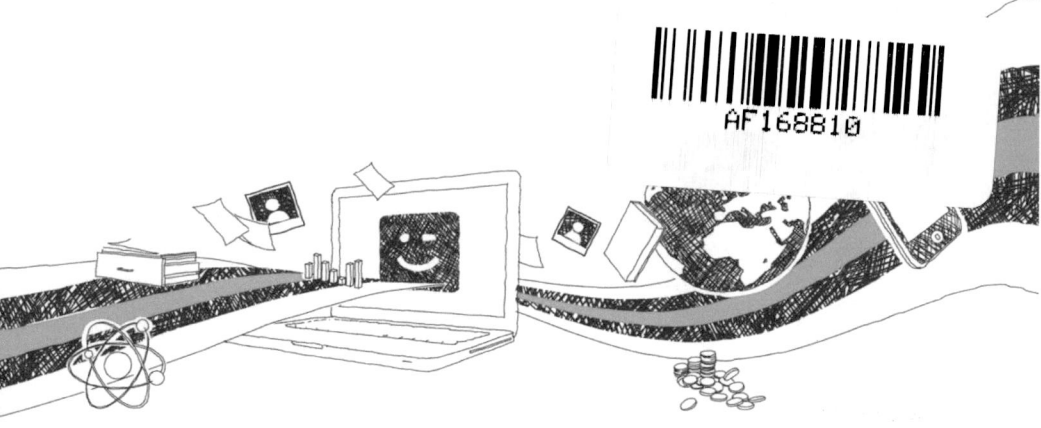

- Wir veröffentlichen Ihre Hausarbeit, Bachelor- und Masterarbeit

- Ihr eigenes eBook und Buch - weltweit in allen wichtigen Shops

- Verdienen Sie an jedem Verkauf

Jetzt bei www.GRIN.com hochladen und kostenlos publizieren

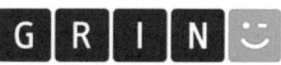

Bibliografische Information der Deutschen Nationalbibliothek:

Die Deutsche Bibliothek verzeichnet diese Publikation in der Deutschen Nationalbibliografie; detaillierte bibliografische Daten sind im Internet über http://dnb.d-nb.de/ abrufbar.

Dieses Werk sowie alle darin enthaltenen einzelnen Beiträge und Abbildungen sind urheberrechtlich geschützt. Jede Verwertung, die nicht ausdrücklich vom Urheberrechtsschutz zugelassen ist, bedarf der vorherigen Zustimmung des Verlages. Das gilt insbesondere für Vervielfältigungen, Bearbeitungen, Übersetzungen, Mikroverfilmungen, Auswertungen durch Datenbanken und für die Einspeicherung und Verarbeitung in elektronische Systeme. Alle Rechte, auch die des auszugsweisen Nachdrucks, der fotomechanischen Wiedergabe (einschließlich Mikrokopie) sowie der Auswertung durch Datenbanken oder ähnliche Einrichtungen, vorbehalten.

Impressum:

Copyright © 2012 GRIN Verlag
Druck und Bindung: Books on Demand GmbH, Norderstedt Germany
ISBN: 9783668716988

Dieses Buch bei GRIN:

https://www.grin.com/document/206146

Kerstin Neumann

Entscheidungsfindung in klinischen Extremsituationen am Beispiel der Palliativmedizin

GRIN Verlag

GRIN - Your knowledge has value

Der GRIN Verlag publiziert seit 1998 wissenschaftliche Arbeiten von Studenten, Hochschullehrern und anderen Akademikern als eBook und gedrucktes Buch. Die Verlagswebsite www.grin.com ist die ideale Plattform zur Veröffentlichung von Hausarbeiten, Abschlussarbeiten, wissenschaftlichen Aufsätzen, Dissertationen und Fachbüchern.

Besuchen Sie uns im Internet:

http://www.grin.com/

http://www.facebook.com/grincom

http://www.twitter.com/grin_com

CR II

Entscheidungsfindung in klinischen Extremsituationen am Beispiel der Palliativmedizin

Kerstin Neumann
Hochschule: Diploma
Bachelor Medizinalfachberufe
Präsentation zum Thema
Anwendung des Multigrade CR II

16.06.2012

Inhaltsverzeichnis

1. Einleitung 1

   1.1 Hintergründe der Themenwahl 1

   1.2. Methodenwahl 1

2. Hauptteil: Entscheidungsfindung in klinischen Extremsituationen am Beispiel der Palliativmedizin unter Anwendung des Multigrade Clinical Reasoning. 1

   2.1 Begriffserklärungen 1

      2.1.1 Entscheidung 1

      2.1.2 klinische Extremsituation 1

      2.1.3 Palliativmedizin 2

      2.1.4 Clinical Reasoning 2

      2.1.5 Multigrade 2

   2.2 Historisches und Allgemeines 2

      2.2.1 Geschichte der Palliativmedizin 2

      2.2.2 Beschreibung verschiedener Versorgungsarten in der Palliativmedizin ... 3

         2.2.2.1 Palliativstation 3

         2.2.2.2 ambulante palliativmedizinische Versorgung 3

         2.2.2.3 Hospiz 3

         2.2.2.4 ambulante Hospizeinrichtungen 4

   2.3 Das multiprofessionelle Team 4

   2.4 Die wichtigsten Aspekte bei einer Entscheidung in der Palliativmedizin 5

      2.4.1 medizinische Aspekte 5

      2.4.2 soziale und ethische Aspekte 6

      2.4.3 autonome und juristische Aspekte 6

      2.4.4 ökonomische Aspekte 8

      2.4.5 persönliche Aspekte 8

   2.5 Fallbeispiel 8

3. Schluß 9

Anlagenverzeichnis

1. Albrecht, Andreas: Skript Patientenautonomie und Patientenverfügung, Palliamo Palliative Care Kurs, Seite 3-19, (2010)

2. Deutsche Gesellschaft für Palliativmedizin e.V.:
http://www.dgpalliativmedizin.de/images/stories/pdf/Bausewein%2040114%20Diagnosen.pdf, entnommen am 15.5.2012

3. Deutsche Gesellschaft für Palliativmedizin e.V.:
http://www.dgpalliativmedizin.de/images/stories/pdf/Bausewein%2040114%20Pflegediagnosen.pdf, entnommen am 15.5.2012

4. Deutsche Gesellschaft für Palliativmedizin e.V.:
http://www.dgpalliativmedizin.de/images/stories/pdf/Bausewein%2040114%20OPS-301%20.pdf, entnommen am 15.5.2012

Die Anlagen sind in dieser Arbeit nicht enthalten.

Abbildungsverzeichnis

Abbildung 1: Deutsche Gesellschaft für Palliativmedizin e.V.:
http://www.dgpalliativmedizin.de/images/stories/Entwicklung%20Hospiz%20Palliativ%20bis%202011%20DGP.JPG, entnommen am 14.05.2012

Literaturverzeichnis

Albrecht, Andreas: Skript Patientenautonomie und Patientenverfügung, Palliamo Palliative Care Kurs, Seite 3-19, (2010)

Aulbert, Eberhard; Zech, Detlev: Lehrbuch der Palliativmedizin, Kapitel 1, Seite 2-4, Schattauer Verlag, (1997)

Burtchen, Irene: Diploma Studienheft Clinical Reasoning II Nr. 048, Kapitel 2, Seite 10, 2. Auflage (2010)

Cicely, Saunders: http://www.zitate-online.de/autor/saunders-cicely/, entnommen am 30.05.2012

Deutsche Gesellschaft für Palliativmedizin e.V.: http://www.dgpalliativmedizin.de/diverses/wir-ueber-uns.html, entnommen am 11.05.2012

George, Wolfgang; George Ute; Bilgin, Yasar: Angehörigenintegration in der Pflege, Reinhardt-Verlag München (2003)

Student, Johann-Christoph; Napiwotzky, Annedore: Palliative Care, wahrnehmen-verstehen-schützen, Reihe Pflegepraxis, Thieme Verlag, Seite 16, Kapitel 2.2.1; Seite 29, Kapitel 3.6; Seite 217-222, (2007)

Mathe, Thomas: Skript Clinical Reasoning I.I, (2011)

Morita 2002 in Weixler, Dietmar: http://www.dietmarweixler.at/universum.innere.medizin.pdf, entnommen am 16.5.12

Renneberg, Babette; Lippke, Sonia: Springer Lehrbuch Gesundheitspsychologie, Kapitel 4.1, Seite 29, Renneberg Hamelstein, (2006)

Wikipedia: http://de.wikipedia.org/wiki/Entscheidung, entnommen am 10.05.12

1. Einleitung

1.1 Hintergründe der Themenwahl

Da ich als Krankenschwester auf einer Palliativstation arbeite, dachte ich dass mir durch den täglichen Praxisbezug die Bearbeitung und Darstellung dieses Themas besser gelingen würde als bei den anderen von Herrn Dr. Mathes zur Auswahl stehenden Themen.

Zudem musste ich durch die Vorlesungen und Skripte zu Clinical Reasoning I erkennen, dass im Alltag in klinischen Extremsituationen sehr häufig wichtige Entscheidungen unreflektiert und durch Intuition getroffen werden.

Somit war meine Hoffnung, durch die Bearbeitung dieses Themas mir und anderen, unter anderem auch den Teammitgliedern auf meiner Station, Entscheidungsprozesse bewusster machen zu können und es dadurch auch zu erleichtern die richtigen Entscheidungen zu treffen bzw. zu erklären.

1.2. Methodenwahl

Zuerst werde ich einige Begriffserklärungen vornehmen, und dann kurz die Geschichte der Palliativmedizin erläutern.

Danach werde ich auf die Besonderheiten der Palliativmedizin eingehen und über die unterschiedlichen Möglichkeiten in der Versorgung berichten.

Die eigentliche Entscheidungssituation ist zu Beginn auf kein konkretes Ereignis bezogen, sondern in verschiedene, bei jeder Entscheidung wichtige, Aspekte aufgeteilt. Diese Beschreibung wird durch Fachliteratur gestützt. Gegen Ende soll eine kurze Kasuistik die einzelnen Aspekte noch einmal aufgreifen und veranschaulichen.

2. Hauptteil
Entscheidungsfindung in klinischen Extremsituationen am Beispiel der Palliativmedizin unter Anwendung des Multigrade Clinical Reasoning

2.1 Begriffserklärungen:

2.1.1 Lt. Wikipedia ist eine **Entscheidung** eine Auswahl zwischen mehreren Alternativen. Eine Entscheidung kann spontan, emotional, zufällig oder rational erfolgen.[1]

2.1.2 Der Begriff **klinische Extremsituation** ist eher subjektiv und wird von jedem anders interpretiert. Generell kann man aber sagen dass es dabei um Situationen geht in denen das Leben des Patienten in Gefahr ist.

---

[1] Vgl. Wikipedia: http://de.wikipedia.org/wiki/Entscheidung, entnommen am 10.05.12

2.1.3 Definition **Palliativmedizin**:

„Die Palliativmedizin widmet sich der Behandlung und Begleitung von Patienten mit einer nicht heilbaren, progredienten und weit fortgeschrittenen Erkrankung mit begrenzter Lebenserwartung. Die Palliativmedizin bejaht das Leben und sieht das Sterben als einen natürlichen Prozess. Sie lehnt aktive Sterbehilfe ab."[2]

2.1.4 Laut Dr. T. Mathe beschreibt **Clinical Reasoning** den gedanklichen Prozess der bei Ärzten, Pflegekräften und Therapeuten eintritt, wenn es darum geht Entscheidungen zu treffen und Beurteilungen über die Behandlung ihres Klienten vorzunehmen.[3]

2.1.5 **Multigrade** bedeutet im Zusammenhang von Clinical Reasoning, wie im Diploma Studienheft von Burtchen beschrieben, eine auf mehrere Wissenschaftsbereiche bezogene klinische Urteilsbildung.[4]

2.2 Historisches und Allgemeines

2.2.1 Die Geschichte der Palliativmedizin

Wie im Lehrbuch der Palliativmedizin beschrieben ist die Palliativmedizin keine Erfindung der Neuzeit. Bis zur zweiten Hälfte des 19. Jahrhunderts, danach setzte die rasante Entwicklung der Medizin ein, konnten nur wenige Erkrankungen geheilt werden. Meist blieb nur die Linderung der Beschwerden. Mit dem Fortschritt der Medizin trat dann immer mehr die Therapie und Beseitigung von Erkrankungen in den Vordergrund, die Beschäftigung mit der Symptomlinderung kam in Vergessenheit. Gleichzeitig, durch den ersten Weltkrieg, änderte sich in der westlichen Gesellschaft die Einstellung zum Sterben. Der Tod und wurde in der Gesellschaft zum Tabuthema, und von den Ärzten häufig als medizinische Niederlage gesehen. Folglich wurden Sterbende und chronisch Kranke nicht gerne betreut und nicht ausreichend behandelt.

Zuerst wurde in England wieder damit begonnen modernes medizinisches Wissen mit altbewährtem wie Zuwendung und Trost zu vereinen.

1852 entstand das erste Hospiz ausschließlich zur Betreuung Sterbender in Frankreich.

Einen Meilenstein in der Entwicklung der modernen Hospizarbeit und Palliativmedizin setzte Cicely Saunders (Krankenschwester, Ärztin, Sozialarbeiterin) als sie 1967 das berühmte St.

---

[2] Deutsche Gesellschaft für Palliativmedizin e.V.: http://www.dgpalliativmedizin.de/diverses/wir-ueber-uns.html, entnommen am 11.05.2012

[3] Vgl. Mathe, Thomas: Skript Clinical Reasoning I.I, (2011)

[4] Vgl. Burtchen, Irene: Diploma Studienheft Clinical Reasoning II Nr. 048, Kap. 2, S. 10, 2. Auflage (2010)

Christopher's Hospice gründete. Mittlerweile ist der Hospizgedanke zu einer weltweiten Bewegung geworden.

1983 wurde die erste Palliativstation in Deutschland mit 5 Betten an der Universitätsklinik in Köln eröffnet.[5]

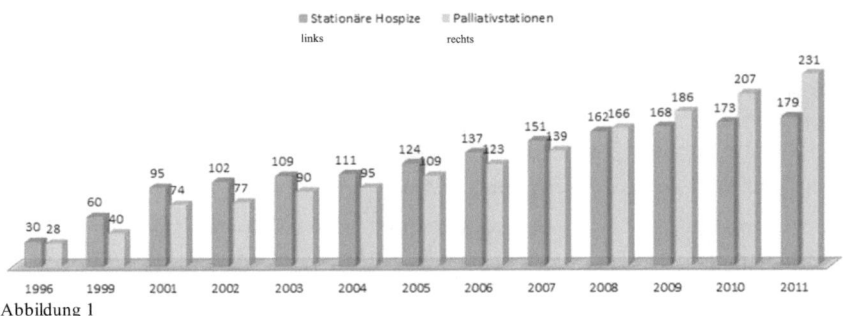

Abbildung 1

2.2.2 Beschreibung verschiedener Versorgungsarten in der Palliativmedizin

2.2.2.1 Palliativstation

Eine Palliativstation ist immer an ein Krankenhaus angeschlossen und kann auf dessen Ressourcen zurückgreifen. Eine Einweisung erfolgt stets durch den behandelnden Arzt. Die Ziele der symptomorientierten Therapie sind die körperlichen Beschwerden zu lindern und die Entlassung nach Hause oder in andere stationäre Einrichtungen zu ermöglichen. Die durchschnittliche Behandlungsdauer beträgt ca. 10 bis 15 Tage. Es ist keine Langzeitbehandlung möglich. Es fallen keine Kosten für die Beteiligten an.

2.2.2.2 Ambulante palliativmedizinische Versorgung

Anders als bei der sogenannten „normalen" ambulanten Krankenpflege liegt der Schwerpunkt nicht bei Körperpflege oder Ernährung, sondern bei medizinischer Symptomkontrolle. Das Hauptziel der ambulanten palliativmedizinischen Betreuung ist die Beschwerdelinderung. Es fallen ebenfalls keine Kosten für die Beteiligten an.

2.2.2.3 Hospiz

Ein Hospiz ist eine eigenständige Einrichtung und nicht an ein Krankenhaus angeschlossen. Die ärztliche Versorgung erfolgt meist durch die jeweiligen Hausärzte der Patienten. Angehörige können dort gemeinsam mit dem Patienten bis zu einem halben Jahr aufgenommen werden. Eine stationäre Aufnahme geschieht auf Wunsch des Patienten. Ziel eines Hospizes ist

---

[5] Vgl. Aulbert, Eberhard; Zech, Detlev: Lehrbuch der Palliativmedizin, Kap. 1, S.2-4, Schattauer Verlag, (1997)

neben der Beschwerdelinderung auch die Entlastung der Familie. Die Kosten werden nicht komplett übernommen. Ein geringer Eigenbeitrag muss geleistet werden. Lt. Student und Napiwotzky liegt die durchschnittliche Verweildauer in Deutschland bei 15-25 Tagen.[6]

2.2.2.3 Ambulante Hospizeinrichtungen

In ambulanten Hospizeinrichtungen sind vorwiegend Ehrenamtliche beschäftigt. Hauptziel ist hier die psychische Begleitung des Patienten und dessen Familie. Es fallen keine Kosten für die Beteiligten an.

2.3 Das multiprofessionelle Team

Die Palliativmedizin richtet sich nach den aktuellen Bedürfnissen der Patienten und deren Angehörigen. Da Probleme, Wünsche und Bedürfnisse der Patienten oft mehrere Berufsbilder berühren, nimmt die interdisziplinäre Zusammenarbeit in der Palliativmedizin einen sehr hohen Stellenwert ein.

Student und Napiwotzky haben den interdisziplinären Ansatz sehr einfach und gut mit einer Grafik dargestellt.[7]

Daraus inspiriert ist folgende Darstellung von mir entstanden:

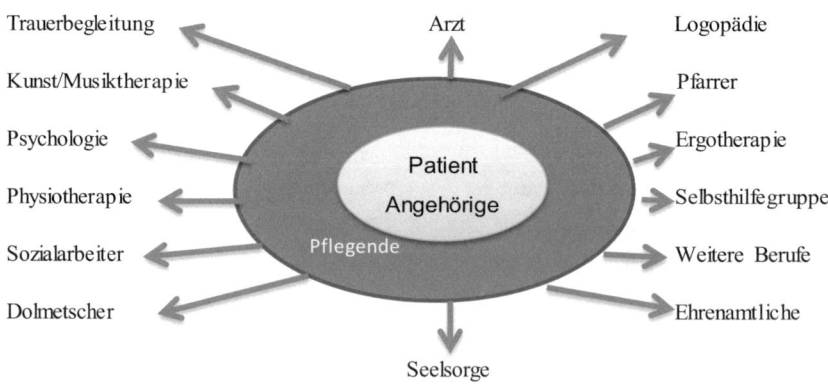

---

[6] Vgl. Student, Johann-Christoph; Napiwotzky, Annedore: Palliative Care, wahrnehmen-verstehen-schützen, S. 16, Absatz 2.2.1, Thieme Verlag

[7] Vgl. Student, Johann-Christoph; Napiwotzky, Annedore: Palliative Care, wahrnehmen-verstehen-schützen, S. 29, Absatz 3.6, Thieme Verlag

Erklärung der Grafik:

Im Mittelpunkt stehen der Patient und dessen Angehörige. Ihnen am nächsten sind die Pflegekräfte. Sie sind die Hauptbezugspersonen und haben stets den Überblick was mit dem Patienten passiert. Sie wissen um die Möglichkeiten der Spezialisten und Fachkräfte und können diese zum richtigen Zeitpunkt heranziehen. Wer im Einzelfall zu dem interprofessionellen Team gehört, hängt von den jeweiligen Bedürfnissen und Problemen des Patienten und dessen Angehörigen ab. Um eine Entscheidung zu treffen, können also verschiedenste Professionen um Rat gefragt, hinzugezogen, oder sogar eine Entscheidung an eine andere Profession abgegeben werden.

Vorteile eines multiprofessionellen Teams:
- Bestmögliche professionelle Betreuung durch hinzuziehen des jeweiligen Experten
- Expertenwissen wird ausgetauscht, dadurch kommt es zu einer Wissensanreicherung der anderen Berufsgruppen

Nachteile:
- Viele Termine und Konsultationen stören die Patienten, sodass wenig Zeit für andere Dinge bleibt
- Viele, vielleicht sogar widersprüchliche Informationen, können die Betroffenen verunsichern
- Der Patient wird evtl. nicht als ganzer Mensch gesehen nur als Problemstück
- Einige Bedürfnisse könnten nicht berücksichtigt werden, da jeder denkt ein anderer kümmert sich darum

2.4 Die wichtigsten Aspekte bei einer Entscheidung in der Palliativmedizin
2.4.1 medizinische Aspekte

Natürlich interessiert in der palliativen Medizin, genau wie in der kurativen Medizin, Diagnose und Prognose des jeweiligen Patienten.

Häufige Diagnosen, Pflegediagnosen und Prozeduren der Palliativmedizin sind aufgelistet von der Deutschen Gesellschaft für Palliativmedizin e.V.

Da von einer Heilung aber nicht mehr ausgegangen werden kann, treten nicht die Behandlung der Grunderkrankung, sondern die Linderung der aktuellen Beschwerden und Symptome in den Vordergrund.

2.4.2 soziale und ethische Aspekte

Angehörige sind mit dem Patienten durch eine gemeinsame Vergangenheit verbunden. Als Angehörige werden lt. George Wolfgang und George Ute all diejenigen Personen bezeichnet, die sich in einer vertrauten, häufig auch verpflichtenden Nähe zum Patienten befinden und neben Familienangehörigen auch Freunde, Lebensgefährten, Nachbarn oder Kollegen sein können.[8]

Für alle Beteiligten stellt die schwere Krankheit und der nahende Tod eine große psychische Belastung dar.

Somit werden bei einer Entscheidung nicht nur der Patient, sondern auch die Angehörigen miteinbezogen.

Oberstes Entscheidungsziel sollte dabei immer eine Erhöhung der Lebensqualität für den Patienten sein. Da Palliativpatienten meist einen sehr langen Leidensweg hinter sich haben, kann Lebensqualität für sie eine andere Bedeutung haben wie für gesunde Menschen.

Die WHO (World Health Organisation) hat 1997 eine komplexe Definition von Lebensqualität vorgelegt:

"Lebensqualität ist die subjektive Wahrnehmung einer Person über ihre Stellung im Leben in Relation zur Kultur und den Wertesystemen, in denen sie lebt und in Bezug auf ihre Ziele, Erwartungen, Maßstäbe und Anliegen. Es handelt sich um ein breites Konzept, das in komplexer Weise beeinflusst wird durch die körperliche Gesundheit einer Person, den psychischen Zustand, die sozialen Beziehungen, die persönlichen Überzeugungen und ihre Stellung zu den hervorstechenden Eigenschaften der Umwelt."[9]

Zitat von Cicely Saunders:

„Es geht nicht darum, dem Leben mehr Tage zu geben, sondern den Tagen mehr Leben."[10]

2.4.3 autonome und juristische Aspekte

Bei einer Entscheidungsfindung ist wichtig die Autonomie des Patienten zu beachten.

Zitat von Cicely Saunders:

„Du zählst, weil Du du bist. Und du wirst bis zum letzten Augenblick deines Lebens eine Bedeutung haben."[11]

Häufig kann durch Erfahrung und medizinisches Fachwissen schon frühzeitig erkannt werden, welche weiteren Probleme auf den Patienten noch zukommen könnten.

---

[8] Vgl. George, Wolfgang; George Ute; Bilgin, Yasar: Angehörigenintegration in der Pflege, Reinhardt-Verlag München (09/2003)

[9] Renneberg, Babette; Lippke, Sonia: Springer Lehrbuch Gesundheitspsychologie, Renneberg Hamelstein, Kap. 4.1, S. 29, (2006)

[10] Cicely Saunders: http://www.zitate-online.de/autor/saunders-cicely/, entnommen am 30.05.2012

[11] Cicely Saunders: http://www.zitate-online.de/autor/saunders-cicely/, entnommen am 30.05.2012

Dann kann gemeinsam über Behandlungsmöglichkeiten und Therapiewünsche gesprochen werden (Shared Decision making). Da aber Patienten am Lebensende häufig ihren Willen nicht mehr selbst äußern können, kann es zu Situationen kommen, in denen unklar ist wer eine Entscheidung über die weitere Behandlung treffen darf.
Zur Erklärung der Vorgehensweise in so einem Fall, habe ich kurz aus einem Skript von Notar Dr. Andreas Albrecht zusammengefasst:

- Der Wille des Patienten, oder der in einer Patientenverfügung festgelegte Wille für oder gegen eine Behandlung ist maßgeblich.
- Der natürliche Wille reicht aus. Die Geschäftsfähigkeit ist nicht erforderlich. Jede Form der Willensäußerung reicht aus: Sprechen, Nicken, Deuten, Schreiben… Auch der für uns unvernünftige Wille ist maßgeblich.
- Die Missachtung des Willens ist strafbare Körperverletzung.
- In der Priorität nachfolgend zählt die Entscheidung des gesetzlichen Vertreters, Bevollmächtigten oder Betreuers, anstelle des nicht mehr einwilligungsfähigen Patienten. Nicht vertretungsberechtigt sind, wie oft angenommen, Ehegatten gegenseitig, Kinder für Eltern, Eltern für volljährige Kinder.[12]

Wie von Napiwotzky und Student beschrieben gibt es auch noch weitere gesetzliche Auflagen die beachtet werden müssen:

Die aktive Sterbehilfe ist in Deutschland verboten. Sie ist selbst bei einer nur geringen Lebensverkürzung und auch dann strafbar, wenn der Sterbende seine Tötung ausdrücklich verlangt. Verboten ist ebenso die **Beihilfe zum Suizid**.
Passive Sterbehilfe ist das Unterlassen oder Beenden einer zum Leben erhaltenden Maßnahme. Passive Sterbehilfe ist nicht strafbar, wenn sie dem Willen des Patienten entspricht. Sie ist auch ohne Einwilligung des Patienten straflos, falls der Sterbeprozess nicht mehr aufzuhalten ist und die Weiterbehandlung nicht mehr medizinisch indiziert ist.
Bei **indirekter Sterbehilfe** handelt es sich um Maßnahmen zur Leidensverhinderung durch Medikamente die als Nebenfolge eine Lebensverkürzung mit sich bringen können.[13]

---

[12] Vgl. Albrecht, Andreas: Skript Patientenautonomie und Patientenverfügung, Palliamo Palliative Care Kurs S.3-19, (11/2010)

[13] Vgl. Student, Johann-Christoph; Napiwotzky, Annedore: Palliative Care wahrnehmen-verstehen-schützen, Reihe Pflegepraxis, Thieme Verlag, S.217-222, (2007)

2.4.4 ökonomische Aspekte

Auch dem Palliativpatienten steht die bestmögliche medizinische Behandlung zu. Die bestmögliche Behandlung heißt hier jedoch wieder bestmögliche Lebensqualität. Der Sinn von vielen belastenden, oft automatisiert begonnenen und teuren Behandlungen muss hinterfragt werden. Alternative Behandlungen wie Aromatherapie, Wärme usw. können unterstützend oder auch ersetzend miteingebracht werden.

In der Palliativmedizin existiert ein höherer Personalschlüssel als in der kurativen Medizin, dadurch entstehen zwar mehr Kosten, aber auch viel mehr Zeit für individuelle und durchdachte Pflege.

2.4.5 persönliche Aspekte

Eine Entscheidung ist immer objektiv zu treffen. Eigene Wünsche und Vorstellungen sollten nicht auf den Patienten projiziert werden.

Bei Unsicherheiten kann eine Beratung im multiprofessionellen Team, oder das Hinzuziehen anderer Fachkräfte hilfreich sein.

Es sollte nicht, durch falschen Ehrgeiz, alles im Alleingang entschieden werden.

2.5 Fallbeispiel

Hr. K. (45 Jahre alt) ist seit 5 Tagen auf der Palliativstation. Seit 2 Monaten erst ist bekannt, dass er ein Bronchial-Ca. mit ossären Metastasen hat. Wegen der ausgeprägten Diagnose hat sich Hr. K. gegen eine onkologische und strahlentherapeutische Behandlung entschieden. Hr. K. ist mittlerweile sehr belastungsarm und kann das Bett nicht mehr verlassen. Bei kleinster Anstrengung bekommt Hr. K. immer häufiger schwerste Dyspnoe mit Todesangst. Er hat eine Ehefrau und 3 Kinder (2, 5 und 7 Jahre alt). Die Ehefrau ist verzweifelt und hat Angst vor der Zukunft. Nach einem schweren Dyspnoe Anfall äußert Hr. K. nicht mehr leben zu wollen und wünscht die „Todesspritze".

<u>Entscheidung unter Berücksichtigung der in 2.4.1 bis 2.4.5 genannten Aspekte:</u>

<u>medizinisch:</u> Hr. K. ist unheilbar an einem Bronchial-Ca. erkrankt und hat immer häufiger schwerste Dyspnoe. Zum medizinischen Ziel wird die Linderung der Beschwerden. Da alle anderen Möglichkeiten schon ausgeschöpft sind, kann dies nur noch möglich gemacht werden durch eine palliative Sedierung.

Definition palliative Sedierung: „ Die palliative Sedierung ist eine medikamentöse Beruhigung als symptomatische Maßnahme, um auf dem Wege einer Bewusstseinsdämpfung unerträgliche und therapieresistente Symptome zu lindern."[14]

sozial und ethisch: Die Ehefrau wird durch den Tod ihres Mannes mit den Kindern alleine zurückbleiben. Das multiprofessionelle Team sucht gemeinsam nach unterstützenden Möglichkeiten für Fr. K.. Selbsthilfegruppen und Möglichkeiten zur psychologischen Betreuung, u.a. auch für die Kinder, werden ihr genannt. Der geäußerte Wunsch des Mannes und die medizinischen Möglichkeiten werden mit ihr besprochen. Nach kurzer Bedenkzeit ist sie mit der palliativen Sedierung einverstanden, da es eine Leidensverminderung für ihren Mann bedeutet.

autonom und juristisch: Hr. K. und seine Ehefrau wünschen die palliative Sedierung. Die aktive Sterbehilfe ist verboten. Die palliative Sedierung zählt zur indirekten Sterbehilfe wie in Punkt 2.4.3 genauer erklärt, und ist somit erlaubt.

ökonomisch: Die bisher erfolgte parenterale Ernährung und die nun überflüssigen oralen Medikamente werden mit Einverständnis von Herrn. K. abgesetzt. Ihm wird erklärt, dass er weiterhin 500ml Ringerlösung pro Tag gegen eventuelles Durstgefühl bekommt, und weiterhin individuelle und lindernde Pflege erhält.

Persönlich: Herr K. hat sich gemeinsam mit seiner Ehefrau für die palliative Sedierung entschieden, es ist kein Aufzwingen der Entscheidung erfolgt.

Ergebnis: Nachdem Hr. K. noch einmal seine Kinder gesehen und sich innerlich von diesen verabschiedet hat, wird im Beisein der Ehefrau mit der palliativen Sedierung begonnen. Nach 4 Tagen verstirbt Hr. K., so ruhig wie wenn er einfach nur fest eingeschlafen wäre.

3. Schluß

Während der Bearbeitung meines Themas fiel mir auf, dass ich automatisch zu vielen Thematiken komme, die von anderen Kursteilnehmern in ihrem Referat schon bearbeitet worden sind. Durch die Komplexität und Individualität einer Entscheidung glaube ich abschließend, dass es für die Bearbeitung des Themas weder von Vorteil war auf einer Palliativstation zu arbeiten, noch von Nachteil.

---

[14] Morita 2002 in Weixler, Dietmar: http://www.dietmar-weixler.at/universum.innere.medizin.pdf, entnommen am 16.5.12

BEI GRIN MACHT SICH IHR WISSEN BEZAHLT

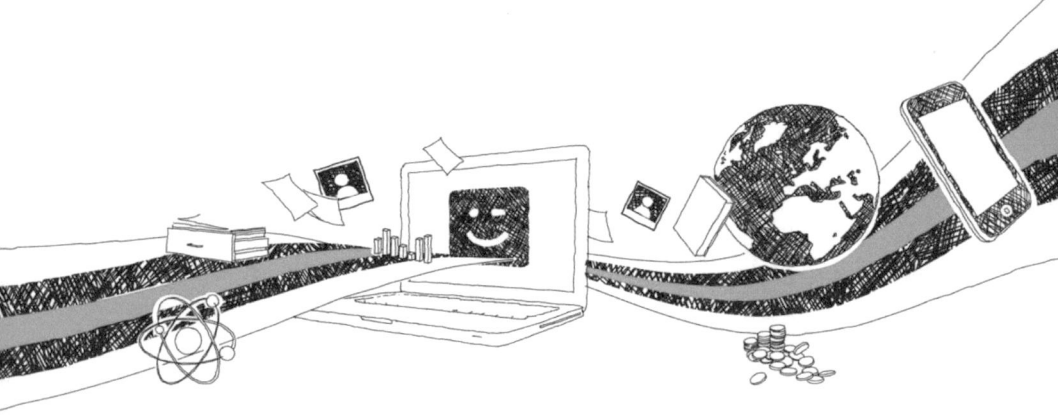

- Wir veröffentlichen Ihre Hausarbeit, Bachelor- und Masterarbeit

- Ihr eigenes eBook und Buch - weltweit in allen wichtigen Shops

- Verdienen Sie an jedem Verkauf

Jetzt bei www.GRIN.com hochladen und kostenlos publizieren

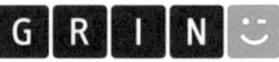